BEI GRIN MACHT SICH IHR WISSEN BEZAHLT

AF136913

- Wir veröffentlichen Ihre Hausarbeit, Bachelor- und Masterarbeit

- Ihr eigenes eBook und Buch - weltweit in allen wichtigen Shops

- Verdienen Sie an jedem Verkauf

Jetzt bei www.GRIN.com hochladen und kostenlos publizieren

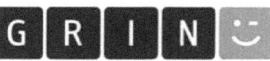

Bibliografische Information der Deutschen Nationalbibliothek:

Die Deutsche Bibliothek verzeichnet diese Publikation in der Deutschen National-
bibliografie; detaillierte bibliografische Daten sind im Internet über http://dnb.d-
nb.de/ abrufbar.

Dieses Werk sowie alle darin enthaltenen einzelnen Beiträge und Abbildungen
sind urheberrechtlich geschützt. Jede Verwertung, die nicht ausdrücklich vom
Urheberrechtsschutz zugelassen ist, bedarf der vorherigen Zustimmung des Verla-
ges. Das gilt insbesondere für Vervielfältigungen, Bearbeitungen, Übersetzungen,
Mikroverfilmungen, Auswertungen durch Datenbanken und für die Einspeicherung
und Verarbeitung in elektronische Systeme. Alle Rechte, auch die des auszugsweisen
Nachdrucks, der fotomechanischen Wiedergabe (einschließlich Mikrokopie) sowie
der Auswertung durch Datenbanken oder ähnliche Einrichtungen, vorbehalten.

Impressum:

Copyright © 2018 GRIN Verlag
Druck und Bindung: Books on Demand GmbH, Norderstedt Germany
ISBN: 9783346129208

Dieses Buch bei GRIN:

https://www.grin.com/document/520397

Alexander Seifried

Jahrestrainingsplan Bodybuilding. Exemplarischer Trainingsplan in Theorie und Praxis

GRIN Verlag

GRIN - Your knowledge has value

Der GRIN Verlag publiziert seit 1998 wissenschaftliche Arbeiten von Studenten, Hochschullehrern und anderen Akademikern als eBook und gedrucktes Buch. Die Verlagswebsite www.grin.com ist die ideale Plattform zur Veröffentlichung von Hausarbeiten, Abschlussarbeiten, wissenschaftlichen Aufsätzen, Dissertationen und Fachbüchern.

Besuchen Sie uns im Internet:

http://www.grin.com/

http://www.facebook.com/grincom

http://www.twitter.com/grin_com

Jahrestrainingsplan Bodybuilding

Multimodales Konditions–und Athletiktraining

Alexander Seifried

Inhalt

Abbildungsverzeichnis

- 1RM: Einer-Wiederholungsmaximum
- 10RM: Zehner-Wiederholungsmaximum
- %1RM: Prozentualer Anteil des 1 Repetition Maximum
- %Hfmax.:   Prozentualer Anteil der maximalen Herzfrequenz
- DD: Dynamisches Dehnen
- DL: Deload
- FR: Foam Rolling
- GA1:   Aerobe Grundlagenausdauer 1
- Hyperkal.:   Hyperkalorische Ernährung
- Hypokal.:   Hypokalorische Ernährung
- IK: Intermuskuläre Koordination
- Isokal.:   Isokalorische Ernährung
- IÜ: Isolationsübungen
- KA: Kraftausdauer
- MA: Muskelaufbau
- Min.:   Minuten
- MÜ: Mehrgelenkige Übungen
- OK: Oberkörper
- PO: Posing & Kür
- PW: Peak-Week
- Rekomp: Ausdauer Rekompensationsbereich
- ST: Schwachstellentraining
- UK: Unterkörper
- WDH: Wiederholungen
- Ggf.:   Gegebenenfalls
- H: Stunde
- W: Woche
- DBFV: Deutscher Bodybuilding - und Fitnessverband e.V.
- PNBA: Professional natural Bodybuilding association
- GNBF: German natural Bodybuilding & Fitness federation e.V
- BIA: Bioelektrische Impedanz Analyse
- M.:   Musculus
- NN. :   Neutral-Null
- Hfmax.:   Maximale Herzfrequenz
- LWS: Lendenwirbelsäule

Kapitel 1: Anforderungsprofil Bodybuilding

1.1 Allgemein

- Aufbau von Skelettmuskulatur in der Off-Season (Aufbauphase)
- Erhalt der Muskulatur und gleichzeitige Reduktion des Körperfetts in der Diätphase (Wettkampfvorbereitung)
- Dauerhafter Zugang zu geeigneter Trainingsstätte mit ausreichend freien Gewichten und Kraftmaschinen
- Freie Gestaltung der Trainingszeiten
- Erlernen teils komplexer Langhantelübungen
- Progressive Kraftentwicklung
- Gleichmäßiges Training aller Körperpartien, um ausgeglichenes Gesamtbild zu erzeugen
- Bereitschaft zu hohen Trainingsvolumina und restriktiven Ernährungsgewohnheiten
- Leistungssteigerung meist im submaximalen Intensitätsbereichen
- Psychische Härte
- Sehr hoher Energiebedarf in der Aufbauphase
- Große Einschränkungen im Lebensstil

1.2 Anthropometrie und Wettkampfkriterien

- Maximal entwickelte Muskelmasse am ganzen Körper
- Minimaler Körperfettanteil
- Definierte Muskulatur mit sichtbarer Teilung der Muskelstränge
- Optische Symmetrie der Körperhälften
- Proportionalität der einzelnen Muskelpartien
- Sportlich-athletische Erscheinung
- Gewicht: < Körpergröße in cm -100 +8 (nur DBFV), <87,5 Kg (GNBF Schwergewicht)
- Ausstrahlung
- Beherrschen der Pflichtposen und individueller Kür
- Vaskularität der Muskeln
- Minimaler Wassergehalt im Unterhautgewebe
- Hilfreich sind gute Genetik im Hinblick auf Muskelaufbau (hauptsächlich Typ 2 Fasern), gute Hebelverhältnisse und ein breiter Knochenbau im Oberkörper bei schmalen Verhältnisse in der Hüfte

(DBFV e.V. 2015; Breitenstein 2018; Liokaftos 2018; Gottlob 2013; Friedrich 2013; Mayhew et al. 1993; Helms et al. 2015; Heyward. et al.)

1.3 Konditionelle Voraussetzungen

Tabelle 1

Motorische Hauptbeanspruchungsform	Anforderung im Bodybuilding
Kraft	• Aufbau von Kraft ist hilfreich, um Trainingsgewichte zu steigern und somit Referenzwerte der Leistung in der zu schaffen • Kraft korreliert mit Muskelvolumen • Kraftsteigerungen sind je nach Mesozyklus der Periodisierung im Rahmen des Trainings der intramuskulären Koordination erwünscht • Durch steigende Kraftleistungen kann auch im submaximalen Bereich (Hypertrophietraining, Kraftausdauertraining) eine höhere Intensität und somit höheres Volumen erreicht werden (Friedrich 2013; Fry 2004; Güllich 1999; Mayhew et al. 1993)
Ausdauer	• Eine Aerobe Grundlagenausdauer sollte trainiert werden, um den Stoffwechsel zu ökonomisieren, die Regeneration zu beschleunigen und ggf. den Kalorienverbrauch in der Diät zu unterstützen • Eine hohe aerobe Kapazität ist hilfreich um intensive Trainingssätze zu bewältigen • Intensives Cardiotraining kann mit Regenerationsphasen interferieren und wird nicht angewandt (Apró et al. 2013; Helms et al. 2015; Tomasits und Haber 2011)
Koordination	• Ein Koordinationstraining findet lediglich im Rahmen koordinativ anspruchsvoller Übungen, zu deren Selbstzweck oder gezielt bei Defiziten Anwendung • Eine adäquate Koordinationsfähigkeit, speziell intermuskulärer Koordination, wirkt präventiv gegen Verletzungen • Schulung des Körper – und Muskelgefühls durch Beüben neuronaler Ansteuerungsmuster • Psychische Fokussierung auf die beanspruchte Muskulatur (Güllich 1999)
Schnelligkeit	• Schnelligkeitstraining ist zu vernachlässigen, Schnellkraft als Komponente des Krafttrainings kann vereinzelt Anwendung finden
Beweglichkeit	• Beweglichkeitstraining sollte bei entstehenden oder vorhanden Defiziten ausgeführt werden, um sämtliche Übungen über den kompletten Bewegungsradius ausführen zu können und Verletzungen zu vermeiden • Ein hohes Bewegungsausmaß ist Grundlage für optimale Anpassungen der Muskulatur(Schroeder und Best 2015) (Cheatham et al. 2015; Pinto et al. 2012)

2: Charakterisierung des Sportlers

2.1 Zur Person

- Männlich, 29 Jahre
- Alleinstehend, familiärer Rückhalt
- Körpergröße: 1,88m, Gewicht: 96 Kg (Aufbauphase), muskulöser Körperbau
- Krafttraining seit 11 Jahren, seit 5 Jahren auf Wettkampfniveau, Fußball bis zum 16. Lebensjahr
- Teilweise Einschränkungen in Beweglichkeit (Vgl. 3.2.2)
- Trainingsbereitschaft: 5-6 x / Woche (Aufbauphase), Zusätzliche 1-2 Einheiten in der Wettkampfvorbereitung
- Training alleine ohne Partner, Formchecks durch Coach in der Wettkampfvorbereitung
- Sehr ehrgeizig und diszipliniert, Trainingsdisziplin und Leistungsbereitschaft seit dem Kindesalter durch Fußballtraining geschult
- Bereitschaft, Freizeitgestaltung dem Leistungssport unterzuordnen
- Gute Entwicklung der Muskelmasse und Kraft in den letzten Jahren, Vertiefung des individuellen Wissens in Trainingsgestaltung und Ernährung
- Verwendung diverser Nahrungsergänzungsmittel (siehe Kapitel 3. Ernährung)
- Keine Einnahme verbotener, leistungssteigernder Substanzen

2.2 Wettkampferfahrungen

- 2013 Hessische Meisterschaft: Deutscher Bodybuilding - und Fitnessverband e.V.(dbfv) in der Newcomer-Klasse: 7. Platz unter 13 Teilnehmern
- 2014 Hessische Meisterschaft: Deutscher Bodybuilding - und Fitnessverband e.V. (dbfv) in der Männer Physique – Klasse: 5 Platz unter 21 Teilnehmern
- 2015 Deutsche Meisterschaft der German natural Bodybuilding & Fitness federation (GNBF) in der Men's –Physique –Klasse 8. Platz unter 16 Teilnehmern
- 2015 Hessische Meisterschaft: Deutscher Bodybuilding - und Fitnessverband e.V.(dbfv) in der Männer Physique-Klasse: 3. Platz unter 15 Teilnehmern
- 2016 Deutsche Meisterschaft der German natural Bodybuilding & Fitness federation (GNBF) in der Men's –Physique Klasse: 4 Platz unter 19 Teilnehmern
- Seit 2016 Keine Wettkämpfe mehr, um sich dem Aufbau von Muskelmasse zu widmen

Kapitel 3: Wettkampf–und–Diagnostikplan

Beginn des Jahrestrainingsplans am 01.10.2018 nach einer zweiwöchigen Trainingspause.

3.1 Saisonziele

Wettkämpfe:

- **Frühjahrssaison**: Start in der Classic Bodybuilding Klasse des dbfv beim internationalen großen Preis von Hessen am 11. Mai 2019 und Qualifikation für die internationale Deutsche Meisterschaft für Hessen am 25. Mai 2019.
- **Herbstsaison**: Start in der Bodybuilding-Schwergewichts-Klasse bei der deutschen Meisterschaft der GNBF am 21. September 2019, mindestens Top 3, damit. Qualifikation für die Arnold Classic amateur am 05. Oktober 2019. Teilnahme bei natural Olympia amateur der professional natural Bodybuilding association (PNBA) am 12. Oktober 2019.

Anthropometrie, Gesundheit und Psyche:
- Ausgleich des Gesamtkörperbildes, speziell Aufbau von ischiocruraler Muskulatur und Deltoideus pars spinalis
- Erreichen neuer Bestform in Bezug auf Muskelmasse - und Definition
- Verletzungsfreiheit
- Verbessern der Schultermobilität rechts
- Körperliches Wohlbefinden und (beruflicher) Leistungsfähigkeit in der Diätphase bestmöglich erhalten
- Erhalt sozialer Kompetenzen trotz hoher Trainingsvolumina und Vollzeitjob
- Ausbau trainingsspezifischer Kompetenzen
- Sammeln von Erfahrung bei großen Wettkämpfen

3.2 Diagnostik

- Im Jahresverlauf werden sechs Leistungsdiagnostiken durchgeführt:
  - o **01.10.2018:** Anthropometrische und funktionelle Diagnostik zur Erkennung von Schwächen und Planung der Interventionen
  - o **24.12.2018**: Funktionelle Diagnostik, vor allem Kraft – und Ausdauertestung, um Trainingsfortschritte zu messen und Anpassungen vorzunehmen
  - o **03.02.2019**: Anthropometrische Diagnostik zur detaillierten Planung der Vorwettkampfphase
  - o **31.05.2019**: Erneute Testung der Trainingsleitung in Kraft und Ausdauer, um den neuen Ist-Status nach der Wettkampfphase 1 festzustellen und die nächste MA und Wettkampfphase 2 zu planen
  - o **24.06.2019**: In der MA-Phase werden ein schneller Wiedergewinn der alten Trainingsleistung erwartet. Die Folgende IK-Phase erfordert erneute Testungen und Anpassungen.
  - o **21.07.2019**: Anthropometrische Diagnostik zur Planung der Wettkampfphase 2

Nachfolgend werden Ergebnisse und Erläuterungen der ersten Diagnostik am 01.10.2018 dargestellt. Die Diagnostik der Kraft und Ausdauer werden im Fitnessstudio des Athleten durchgeführt, um Eigenständigkeiten der Maschinen wie Mechaniken, Flaschenzüge o.Ä. zu berücksichtigen und das Training bestmöglich planen zu können.

3.2.1 Anthropometrische Diagnostik

- Messung der Körperzusammensetzung mittels Bioelektrischer Impedanz Analyse (BIA) als zwei-Komponentenmodell an vier Körperpunkten (knapp über Hand – und Fußgelenken) (Kyle et al. 2004).
  - o Körperfettanteil: 17%
  - o Magermasse: 83 %
  - o Muskelprotein: 50%
- Muskelumfänge
  - o Waden: R: 44cm   L: 43,5cm
  - o Oberschenkel: R: 71cm   L: 70cm
  - o Taille: 88cm
  - o Hüfte: 94 cm
  - o Brustumfang: 110 cm
  - o Schulterbreite: 131cm
  - o Oberarm   R: 42,5cm   L:43 cm
- Größe: 188cm
- Gewicht: 96 Kg

3.2.2 Funktionsdiagnostik

Tabelle 2

Motorische Hauptbeanspruchungsform	Art der Testung	Spezifik / Ergebnisse
Kraft	• Maximalkrafttest 1 RM	• Kniebeuge: 140 Kg • Beinpresse: 360 Kg • Langhantel-Bankdrücken: 112,5 Kg • Langhantelbankdrücken Schrägbank: 95 Kg • Klimmzug Zusatzgewicht: 15 Kg • Langhantelrudern: 97,5 Kg • Kreuzheben: 190 Kg • Schulterdrücken: 62,5 Kg • Dips Zusatzgewicht: 40 Kg • Rumänisches Kreuzheben: 100 Kg
	• Submaximaler Krafttest 10 RM (Kraemer und Ratamess 2004; Helms et al. 2015)	• Beincurl: 85 Kg → 1RM = 113 Kg • Beinstrecker: 95 Kg → 1RM = 126 Kg • Wadenheben: 110 Kg →1RM = 146 Kg • Abduktionsmaschine 110 Kg → 1RM = 146 Kg • Seitheben: 14 Kg → 1RM= 18 Kg • Bizepscurl Langhantel: 40 Kg → 1RM = 53 Kg • Trizepsdrücken am Kabelzug: 85 Kg → 1RM= 113 Kg • Butterfly am Kabelzug: 45 Kg → 1RM = 60 Kg • Butterfly reverse am Gerät: 60 Kg → 1RM = 80 Kg • Rudern am Kabelzug: 75 Kg → 1RM = 100 Kg • Kurzhantel-Bankdrücken: 42,5 Kg → 1RM = 56 Kg • Facepulls am Kabelzug: 90 Kg → 1RM = 120 Kg • Crunches am Kabelzug: 60 Kg → 1RM = 80 Kg
Beweglichkeit	• Manuelle Muskelfunktionstests nach Janda(Janda 2007) • Normal-Null Methode (NN) (Aumüller et al. 2017) • Squat-Test	• M. Iliopsoas verkürzt • Überprüfung durch Neutral-Null Methode: 5-0-100 • M. Pectoralis major verkürzt • Überprüfung durch Neutral-Null Methode: 30-0-70 • M. Quadrizeps femoris und Mm. Ischiocrurales ohne Auffälligkeiten • Gastrocnemius leicht verkürzt: →30-0-60 (NN) • → eingeschränkte Dorsalextension • LWS-Kyphosierung in tiefen Beugungswinkeln • Mobilität der Sprunggelenke eingeschränkt

Ausdauer	• Leistungsdiagnostik Rampentest Fahrradergometer(Tomasits und Haber 2011)	• Hfmax.: 190 bpm
Koordination	• Keine Speziellen Testverfahren • Überprüfung der Technik bei Grundübungen • Einüben der Pflichtposen und Kür in der Wettkampf-phase	• Gute Ausführungstechnik der Übungen
Schnelligkeit	• Keine Tests durchgeführt	• -

3.2.3 Ableitung für das Training

Die Planung des Muskelaufbau-und Krafttrainings erfordert die Testung der aktuellen Leitung in den Trainingsübungen. Die getesteten Übungen stellen gleichzeitig den Übungspool für das gesamte Krafttraining dar. Dazu wird das 1er-Wiederholungsmaximum (1RM) ermittelt. Das 10 RM ist ein submaximaler Krafttest und wird bei Übungen ermittelt, bei denen das 1 RM weniger geeignet ist (Güllich 1999; Kraemer und Ratamess 2004). Da sich Angaben im Trainingsplan auf die prozentualen Anteile der Maximalkraft, also des 1RM beziehen, kann das 10RM über die Brzycki–Formel errechnet werden (Brzycki 1995):

$$1RM = W \times (36 / (37 - R)); \quad W= \text{Gewicht}; R = \text{Wiederholungen}$$

Die Diagnostik der Kraft ergab erwartungsgemäße Werte für einen Bodybuilder. Jedoch zeigt die optisch abgeschwächte Muskulatur der Oberschenkelrückseite, der hinteren Schulter und der Schulterblattfixatoren auch in der Kraftentwicklung defizitäre Ergebnisse und wird dementsprechend mit höherem Volumen trainiert, da bei höherem Gesamttrainingsvolumen und progressiver Steigerung der Trainingslast von entsprechend höheren Hypertrophie-Effekten ausgegangen wird (Kraemer et al. 2002; Gottlob 2013). Regelmäßiges Ausdauertraining im GA1-Bereich soll zur Verbesserung der Grundlagenausdauer und der Ökonomisierung des Stoffwechsels durchgeführt werden. Einheiten im Rekompensationsbereich dienen der Verbesserung der Regeneration (Tomasits und Haber 2011). Ausdauertraining mit geringer Intensität steht nicht im Widerspruch zu optimaler Muskelhypertrophie (Apró et al. 2013). Auf intensives Cardiotraining wird jedoch insbesondere in der Vorbereitungsphase verzichtet (Helms et al. 2015).
Für die Verbesserung der individuellen Beweglichkeit werden das Ausführen von dynamischen Dehnübungen und das Detonisieren z.B. über Foam-Rolling

ausgeführt (Behm und Chaouachi 2011; Cheatham et al. 2015). Anhand der Diagnostik sollte vor allem Wert auf die Hüftbeuge-und Brustmuskulatur, sowie der Waden und Sprunggelenke gelegt werden. Die Verwendung von Gewichtheber-Schuhen wird zur optimalen Ausführung, vor allem von Kniebeuge-Variationen, übergangsweise empfohlen. Aufgrund des Anforderungsprofils der Sportart Bodybuilding besteht für die Komponenten Schnelligkeit und Koordination kein weiterer Interventionsbedarf.

3.3 Charakterisierung der Periodisierung

Der Athlet beginnt seinen Jahrestrainingsplan im Oktober 2018 mit einer Eingangsdiagnostik. Anhand dieser soll das weitere Training ausgerichtet werden. Wie im Kapitel 3.1 „Saisonziele" beschrieben, soll der Athlet zwei Wettkämpfe in der Frühjahrssaison im Mai und drei Wettkämpfe in der Herbstsaison im September und Oktober bestreiten. Da im Jahresverlauf dementsprechend zwei Wettkampfphasen mit Saisonhöhepunkten entstehen und ein periodisiertes Training einem nicht-periodisiertes Training überlegen ist, wird das Modell der Doppelperiodisierung verwendet (Fröhlich et al. 2009; Issurin 2008). Tabelle 2 und Abbildung 1 legen dar, wie sich die einzelnen Mesozyklen in Trainingsphasen und diese wiederum in den gesamten Makrozyklus eingliedern. Ziel des Doppelperiodisierungsmodells ist ein kontinuierlicher Leistungsaufbau mit der Entwicklung verschiedener Kraftfähigkeiten.

Auf das Gewöhnungstraining im ersten Zyklus folgt die Entwicklung bestmöglicher Muskelmorphologie in den Aufbauphasen und Kraftphasen. Dies soll wie nachfolgend beschrieben hauptsächlich durch eine progressive, zyklische Steigerung der Trainingslast und des Trainingsvolumens realisiert werden (Gottlob 2013; Friedrich 2013; Güllich 1999). Das Gesamtvolumen des Trainings steigt dabei konstant innerhalb der Mesozyklen, um maximalen Workload zu generieren. Es besteht dabei eine positive Korrelation zwischen den absolvierten Trainingssätzen pro Woche und dem Zugewinn an Kraft und damit auch Muskelmasse (Ralston et al. 2017) Ziel des Krafttrainings ist es, ein ausgeglichenes Körperbild mit athletischer, hypertrophierter Skelettmuskulatur zu erreichen (Breitenstein 2018). Verschiedene Intensitäten und Wiederholungsbereiche fördern sowohl Muskelhypertrophie, als auch sarkoplasmatische Hypertrophie (Kraemer und Ratamess 2004; Zaciorskij und Kraemer 2008). Weiterhin existieren Hinweise auf mögliche Muskelhyperplasie durch Krafttraining im niedrigen Wiederholungsbereich (Kelley 1996). Dabei sollen die in genannten optischen und funktionellen Schwachstellen mit höherem Trainingsvolumen trainiert werden. Das Training der Ausdauer dient hauptsächlich der Unterstützung der Hauptzielsetzung im Krafttraining und wird stets im Bereich der Grundlagenausdauer 1 oder im Rekompensationsbereich durchgeführt.

In der Vorwettkampfphase ist das Hauptziel, die erarbeitete Muskulatur bestmöglich zu halten und gleichzeitig maximale Muskeldefinition über die

Reduktion von Unterhautfettgewebe zu erreichen (Helms et al. 2015; Mitchell et al. 2018). Dafür sind eine kalorienreduzierte Diät und das Fortführen des Krafttrainings indiziert. Für das Krafttraining ist jedoch zu beachten, dass aufgrund der eingeschränkten körperlichen Leistungsfähigkeit, während der Diätphase (durch geringere Energiezufuhr und vermehrte katabole Hormonlage), auf eine progressive Gewichtssteigerung verzichtet werden muss (Mäestu et al. 2010). Vielmehr ist das Beibehalten einer gleichbleibenden Trainingsintensität sowohl Mittel, als auch Indikator gegen atrophierende Muskulatur und entsprechend anzustreben (Kraemer et al. 1991).

In den Wochen vor den Wettkämpfen beginnt das Tapering. Dort soll die Trainingsintensität im Krafttraining möglichst weiter gehalten werden, das Trainingsvolumen wird jedoch reduziert (Bosquet et al. 2007) Wenngleich bei einem Bodybuilding-Wettkampf keine sportliche Leistung im engeren Sinne gefordert ist, so ist der Einsatz des Taperings für die Aufrechterhaltung der Trainingsintensität, vor allem im Hinblick auf die ohnehin katabole Stoffwechsellage, gegen Ende der Diät zu empfehlen. Um eine zusätzliche Entleerung der Glykogenspeicher im Rahmen einer Glykogen–Superkompensation zu erreichen werden zusätzliche aerobe Ausdauereinheiten absolviert. Zwei Tage vor einem Wettkampf findet kein Training mehr statt, um die Muskulatur wieder über ihren Ausgangswert mit Glykogen zu füllen und voluminöser erscheinen zu lassen. Eine Superkompensation der Glykogenspeicher ist dadurch möglich und wird in der Praxis zusammen mit der Manipulation des Wasser-und Elektrolythaushaltes durchgeführt, wenngleich ein optischer Unterschied dieser Maßnahmen bisher nicht in der Literatur beschrieben wurde (Roedde et al. 1986; Balon et al. 1992). Zwischen zwei Wettkämpfen wird ein Erhaltungstraining mit weiterhin reduziertem Volumen absolviert. Nach einer Wettkampfsaison soll ein regeneratives Training im Rekompensationsbereich durchgeführt werden, bevor die Vorbereitung für die zweite Wettkampfperiode beginnt.

Die Zeitliche Abfolge der Trainingsphasen, sowie der Einsatz der Leistungsdiagnostiken werden zusammen mit den Wettkampfterminen in Abbildung 1 veranschaulicht. Die Erläuterungen und Inhalte der Phasen finden sich in Kapitel 5 „Jahrestrainingsplan"

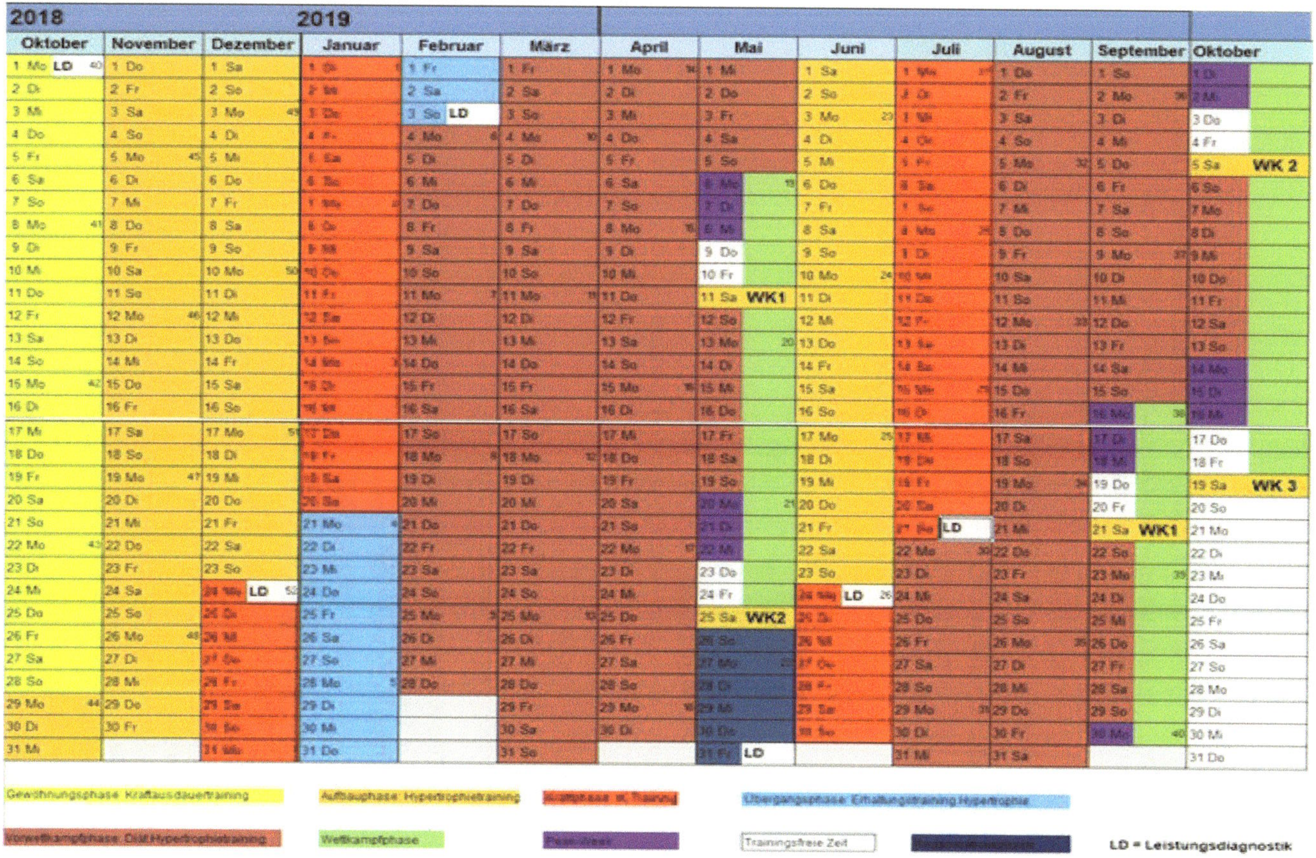

2018 / 2019

Oktober · November · Dezember · Januar · Februar · März · April · Mai · Juni · Juli · August · September · Oktober

Legende:
- Gewöhnungsphase Kraftausdauertraining
- Aufbauphase Hypertrophietraining
- Wettkampfphase
- Vorwettkampfphase Diät Hypertrophietraining
- Maximalkraft IK Training
- Pausieren
- Übergangsphase Erhaltungstraining Hypertrophie
- Trainingsfreie Zeit
- LD = Leistungsdiagnostik

Abbildung 1

13

Kapitel 4: Differenzierte Beschreibung der Trainingsmittel und Methoden

4.1 Abkürzungen

- %1RM: Prozentualer Anteil des 1 Repetition Maximum
- %Hfmax.:   Prozentualer Anteil der maximalen Herzfrequenz
- DD: Dynamisches Dehnen
- DL: Deload
- FR: Foam Rolling
- GA1:   Aerobe Grundlagenausdauer 1
- Hyperkal.:   Hyperkalorische Ernährung
- Hypokal.:   Hypokalorische Ernährung
- IK: Intermuskuläre Koordination
- Isokal: Isokalorische Ernährung
- IÜ: Isolationsübungen
- KA: Kraftausdauer
- MA: Muskelaufbau
- Min.   Minuten
- MÜ: Mehrgelenkige Übungen
- OK: Oberkörper
- PO: Posing & Kür
- PW: Peak-Week
- Rekomp.:   Ausdauer Rekompensationsbereich
- ST: Schwachstellentraining
- UK: Unterkörper
- W: Woche
- WDH: Wiederholungen

4.2 Erläuterungen der Methoden

KA: Das Kraftausdauertraining wird im Bereich von 50-70 % des 1RM für mindestens 3 Sätze je > 15 WDH 2-4x / Woche absolviert (Kraemer und Ratamess 2004). Das Training im höheren Wiederholungsbereich soll die Kapillarisierung der Muskulatur fördern und einen Einstieg in den Jahresplan bieten. Weiterhin soll eine Überlastung des passiven Bewegungsapparates durch hohe Eingangsgewichte vermieden werden (Gottlob 2013). Die verwendeten Übungen sind dem Übungspool in Kapitel 3.2 Diagnostik zu entnehmen (Analog gültig für MA und IK). Sofern nichts anderes angegeben findet das Training aufgrund der Trainingsfrequenz von mindestens 2x pro Woche nicht bis zur Ausbelastung statt. Dauerhaftes Training bis zum Muskelversagen erhöht das Risiko von Übertraining und Verletzungen und resultiert in längeren Regenerationszeiten (Willardson 2007). Um eine

Leistungsstagnation und auch psychische Monotonie zu vermeiden, wird das Training in eine A und eine B-Einheit aufgeteilt (OK-A, UK-A, OK-B, UK-B). Somit soll genug Zeit zur Leistungssteigerung zur Verfügung stehen, bis sich eine Trainingseinheit wiederholt, Des Weiteren empfiehlt sich eine regelmäßige Variation der Übungen, für Verbesserung der Koordination und ganzheitliche Förderung des aktiven und passiven Bewegungsapparates (Gottlob 2013) (Analog gültig für MA und IK).

MA: Das Muskelaufbautraining wird im Bereich von 70-80 % des 1RM für mindestens 3 Sätze je 6-12 WDH 2-4x / Woche durchgeführt (Kraemer und Ratamess 2004). Der Gesamtumfang des Trainings soll zwischen 40 und 70 Wiederholungen pro Muskelgruppe und Trainingseinheit betragen. Das optimale Trainingstempo beträgt 1-2 Sekunden konzentrische und 2-3 Sekunden exzentrische Kontraktion. Zwischen den Trainingssätzen wird eine Pausenzeit von 1-3 Minuten empfohlen (Helms et al. 2015). Das Hypertrophietraining wird eingesetzt um den Muskelquerschnitt zu vergrößern und eine höhere Gesamtmuskelmasse, sowie ausgeglichene Proportionen, Athletik und Symmetrie gemäß den Wettbewerbskriterien zu erlangen. Innerhalb der Mesozyklen wird teilweise die „weekly undulating periodization" angewandt, bei der sich die Trainingsintensität und der Trainingsumfang von Woche zu Woche ändern (vgl. Tabelle 3 „Jahrestrainingsplan"). Dies soll die Entstehung von Leistungsplateaus verhindern (Tammam 2014)(Analog für IK Training).Sofern nicht anders angegeben und sofern die angegebene Spanne an Wiederholungen überstiegen wird, wird eine Steigerung der Trainingslast um 2-10 % empfohlen (Kraemer et al. 2002). Die in Kapitel 5 angegebenen Intensitäten sind aufgrund möglicher intraindividueller Leistungsabweichungen zwischen den Übungen als Richtwert zu verstehen (Buskies 1999). Die jeweiligen Wiederholungszahlen sind mit größtmöglicher Last zu bewältigen Der in Abbildung 2 dargestellte Trainingsplan stellt eine Möglichkeit dar, die vorgegebenen Maßnahmen bezüglich des Muskelaufbautrainings umzusetzen. Analog dazu kann das gleiche Format für die anderen Kraftphasen nach den in Kapitel 5 „Jahrestrainingsplan" beschriebenen Vorgaben adaptiert werden. Zusätzlich bietet die Vorlage die Möglichkeit als Trainingstagebuch geführt zu werden, um Fortschritte zu dokumentieren.

OK1

OK1	Bankdrücken		Klimmzüge		Schrägbankdrücken		Langhantelrudern		Seitheben		Langhantelcurls		Trizepsdrücken am Kabel		Crunches am Kabelzug	
	Gewicht	WDH	Gewicht	WDH	Gewicht	WDH	Gewicht	WDH	Gewicht	WDH	Gewicht	WDH	Gewicht	WDH	Gewicht	WDH
2x12																
3x10																
4x8																

UK1

UK1	Kniebeuge		Rumänisches Kreuzheben		Beinpresse		Ausfallschritte		Wadenheben beidbeinig		Abduktion an Maschine		Beinstrecker	
	Gewicht	WDH	Gewicht	WDH	Gewicht	WDH	Gewicht	WDH	Gewicht	WDH	Gewicht	WDH	Gewicht	WDH
2x12														
3x10														
4x8														

OK2

OK2	Langhantel-Schulterdrück		Lat-Zug		Dips		Kurzhantelbankdrücken		French Press SZ Stange		Seitheben am Kabel		Schrägbankcurls mit Kurzhantel		Fliegende am Kabel	
	Gewicht	WDH	Gewicht	WDH	Gewicht	WDH	Gewicht	WDH	Gewicht	WDH	Gewicht	WDH	Gewicht	WDH	Gewicht	WDH
2x12																
3x10																
4x8																

UK2

UK2	Kreuzheben		Frontkniebeugen		Hackenschmidt-Maschine Beinstrecker		Glute Ham raises		Abduktion am Kabel		Wadenheben einbeinig		Hängendes Beinheben	
	Gewicht	WDH	Gewicht	WDH	Gewicht	WDH	Gewicht	WDH	Gewicht	WDH	Gewicht	WDH	Gewicht	WDH
2x12														
3x10														
4x8														

Abbildung 2

16

IK: Das IK-Training wird im Bereich von >80 % des 1RM für mindestens 3 Sätze je 1-6 WDH durchgeführt(Kraemer und Ratamess 2004). Das Training im tiefen Wiederholungsbereich fördert die intramuskuläre Koordination und erhöht die Maximalkraft, welche auch für die Kraft im Hypertrophie –und Kraftausdauerbereich leistungsbestimmend ist (Fry 2004). Somit ist eine gut entwickelte Maximalkraft förderlich um in allen Mesozyklen einen optimalen Workload absolvieren zu können. Weiterhin ist das Maximalkrafttraining ein guter Indikator für die Leistungssteigerung und korreliert stark mit der Muskelmasse (Mayhew et al. 1993). Aufgrund des erhöhten Verletzungsrisikos, das hohe Trainingsgewichte bergen, werden ausschließlich Mehrgelenkige Grundübungen, wie Bankdrücken, Kreuzheben, Kniebeugen, Langhantelrudern, Schulterdrücken, sowie Dips und Klimmzüge im IK-Bereich trainiert. Isolationsübungen werden im Hypertrophiebereich trainiert.

ST: Ergänzende Kraftübungen für optische und funktionelle Schwachstellen. Zu priorisierende Strukturen sind, wie in Kapitel 1 beschrieben, der M. deltoideus pars spinalis und die ischiocrurale Muskulatur. Die Übungen werden am Anfang jeder Einheit (OK und UK getrennt) und zusätzlich an trainingsfreien Tagen zu 3 Sätzen je 6-12 Wiederholungen absolviert. Folgende Übungen sollen die Schwachstellen ausgleichen (Freiwald und Greiwing 2016):

- Butterfly reverse
- Facepulls
- Beincurls liegend

GA1:   Ausdauertraining im Grundlagenausdauer 1–Bereich mit einer Intensität von 60-70 % der Hfmax. als extensive Dauermethode für 45 Minuten. Das Grundlagenausdauertraining soll die aerobe Kapazität in den Trainingseinheiten erhöhen um langfristig höhere Trainingsvolumina zu tolerieren. Weiterhin dient es der Kapillarisierung und dem Leistungsaufbau auch im Krafttraining (Tomasits und Haber 2011). Die Art des Ausdauertrainings wird im Verlauf variiert.

Rekomp: Ausdauertraining im Rekompensationsbereich mit einer Intensität von 50-60% der Hfmax. als extensive Dauermethode. Das Training im Rekompensationsbereich dient der Regenerationsförderung aber soll auch die psychische Entlastung fördern (Tomasits und Haber 2011)

DD: Alternierendes Dehnen und Relaxieren der Muskulatur. Das Dynamische Dehnen wird zur Regenerationsförderung und zur Verbesserung der Beweglichkeit eingesetzt (Behm und Chaouachi 2011). Das Dehnen erfolgt nach Kraft–und Ausdauertraining (10 Minuten) und an trainingsfreien Tagen (30 Minuten) Anhand der defizitären Strukturen werden vor allem folgende Übungen absolviert:

- o Hüftbeuger Dehnung im Ausfallschritt
- o Brustmuskulatur Dehnen
- o Waden und Achillessehnen-Dehnung stehend

FR: Zur Detonisierung und der Regeneration der Muskulatur soll Faszientraining als Selbstmassage in Form von Foam Rolling absolviert werden. Darüber hinaus wird durch regelmäßiges Faszientraining auch die Beweglichkeit verbessert und die Regeneration beschleunigt (Cheatham et al. 2015; Schroeder und Best 2015). Die Übungen erfolgen nach den Trainingseinheiten (10 Minuten) und an trainingsfreien Tagen (30 Minuten). Besonderer Fokus liegt dabei auf folgenden Körperpartien:

- o Waden
- o Brustmuskulatur
- o Gluteusmuskulatur
- o Brustwirbelsäule
- o Quadrizeps

PO: Für das Wettkampfposing müssen 7 -8 Pflichtposen und eine freie Kür von 60 Sekunden eingeübt werden. Das Beüben der Posen und der Kür wird in der Vorwettkampfphase und Wettkampfphase täglich für ca. 20 Minuten absolviert. Die Pflichtposen sind (Breitenstein 2018; DBFV e.V. 2015):

- o Doppelbizeps –Vorderseite
- o Latissimus von vorne
- o Seitliche Brustpose
- o Doppelbizeps Rückenseite
- o Latissimus Rückenseite
- o Seitliche Trizepspose
- o Bauch und Beine
- o Most Muscular (nur gnbf)

DL: Als Deload ist eine kurze Phase innerhalb einer Trainingsperiode definiert, in der das Trainingsvolumen gesenkt wird, um akkumulierte Erschöpfung aus intensiven Trainingsphasen abzubauen und das muskuläre–und zentralnervöse System, sowie den passiven Bewegungsapparat zu entlasten. Hierbei wird das Trainingsvolumen um ca. 50% reduziert. Dabei werden katabole Hormone abgebaut (Häkkinen et al. 1987) Vor allem Training mit schweren Gewichten verlängert die muskulärer und zentralnervöse Regenerationszeit (Taylor und Gandevia 2008).

PW: Die Peak-Week beginnt in der Woche vor einem Wettkampf. Sie ist gekennzeichnet durch das Entleeren der Glykogenspeicher in den ersten drei Tagen der Woche, gefolgt von einem Wiederauffüllen zwei bis drei Tage vor dem Wettkampf, an denen kein Training mehr stattfindet (Bosquet et al. 2007; Roedde et al. 1986)

5. Jahrestrainingsplan

Tabelle 3

Phase	Mesozyklus	Inhalt	Ziel
Allgemeines Gewöhnungstraining	Mesozyklus 1: 01.10.2018– 28.10.2018 Woche 1-4	• Eingangsdiagnostik 01.10.2018 • KA 4x / W (2x OK, 2x UK) je 60-75 min • GA 1 2x / W 30 min • DD + FR • Hyperkal.	• Trainingsplanung beginnen • Gewöhnung an neue Belastung • Kapillarisierung der Muskulatur fördern • Überlastung vermeiden • Regeneration gewährleisten • Muskuläre Dysbalancen vorbeugen
Beispielplan	Woche 1-4	• Sanftes KA je Übung 3x 15-20 WDH ca. 60%1RM	
Aufbauphase	Mesozyklus 2+3: 29.10.2018 – 23.12.2018 Woche 5-12	• MA 5x / W 60-75 min abwechselnd 2 x OK und 3 UK) • GA 1 Fahrradergometer 1x / W 30 min • DD + FR • ST • Hyperkal. • Progressive Erhöhung der Trainingslast im submaximalen Bereich	• Muskelaufbautraining • Langfristige Steigerung der Intensität und damit Leistung • Unterstützung des Hauptzielparameters Muskelhypertrophie durch aerobes Ausdauertraining und Verbesserung des Bewegungsspielraumes • Erhöhung des Trainingsvolumens und der Intensität innerhalb des Mesozyklus • Langfristiger Leistungsaufbau • Heranführung an die Kraftphase
Progressionsschema	Woche 5 Woche 6 Woche 7 Woche 8	• Je Übung 2x12 WDH ca. 70% 1RM • Je Übung 3x10 WDH ca. 75% 1RM • Je Übung 4x8 WDH ca. 80 % 1RM	

	Woche 9	• Je Übung 5x7 WDH ca. 85% 1RM • Erhöhung der Trainingslast	
	Woche 10	• 2x12 Ausbelastung ca. 70% 1RM	
	Woche 11	• 3x10 Ausbelastung ca. 75% 1RM	
	Woche 12	• 4x8 Ausbelastung ca. 80% 1RM • DL	
Kraftphase	Mesozyklus 4: 24.12.2018 – 20.01.2019 Woche 13-16	• Leistungsdiagnostik • IK MÜ ,MA IÜ • 4x / W 90 min. • GA1 1x / W 30 min. , Rekomp 1 x / W 30 min • DD + FR • Hyperkal. • Progressive Erhöhung der Trainingslast im Maximalbereich	• Anpassung in der Trainingsplanung anhand der neuer Bestleistungen • Training der intramuskulären Koordination • Setzen neuer Reize für die Muskulatur und das Nervensystem • Schaffen eines Höheren Kraftniveaus für zukünftige Hypertrophie-Phasen • Verhindern des übermäßigen Kraftverlustes in der kalorienreduzierten Diätphase
Progressionsschema	Woche 13		
	Woche 14	• 2x6 WDH MÜ ca.85% 1RM; 3x10-15 IÜ ca. 70% 1 RM	
	Woche 15	• 3x5 WDH MÜ ca 85-90% 1 RM; 3x10-15 IÜ ca. 70% 1 RM	
	Woche 16	• 4x4 WDH MÜ ca 90% 1RM; 3x10-15 IÜ ca. 70% 1 RM Ausbelastung • 5x3 WDH MÜ ca.95 % 1 RM; 3x10-15 IÜ ca. 70% 1 RM Ausbelastung	
Übergangsphase	21.01.2019 – 03.02.2019 Woche 17+18	• Erhaltungstraining • MA 4x / W 60-75 min. • GA1 1x / W 30 min. • Zwischendiagnostik 03.02.2019 • DD+FR	• Leistungserhalt • Planung der Vorwettkampfphase anhand der Leistungsdiagnostik • Mentale Vorbereitung auf die Diät
Beispielplan	Woche 17+18	• MA je Übung 3-4 x 6-15 WDH 60-80% 1 RM	

Vorwettkampfphase / Diätphase	Mesozyklus 5-8: 04.02.2019 – 05.05.2019 Woche 19-26	• Hypokal. • MA, Erhaltungstraining 5 x / W 60-75 min • PO • DD + FR • GA1 3x / W 30min • Je Übung 3-4 x 6-12 WDH 70-80% 1 RM	• Erhalt der Muskulatur und Kraft • Beibehaltung der Trainingsintensität • Reduktion des Trainingsumfanges • Reduktion des subkutanen Fettgewebes • Erhöhen des Gesamtenergieumsatzes • Erlernen der Posen und Verbesserung des Muskelgefühls und neuronaler Ansteuerung • Verletzungsprophylaxe v.a. bei ansteigender Ermüdung
Regressionsschema	Beginn des Taperings Woche 27 Woche 28 Woche 29 Woche 30	• Übungsanzahl - 20% des Ausgangswertes • MA 4x/ W, Beibehaltung GA1, DD+FR • Beibehaltung Intensität und Frequenz • Übungsanzahl–30 % • Sätze je Übung -1 • Sätze je Übung -2	
Wettkampfphase 1	Ab 06.05.2019 PW Woche 31-33 Ab 09.05.2019	• GA1 3x / W je 30 min (Mo-Mi) • MA Erhaltungstraining 3 x / W 45 min (Mo-Mi) • Je Übung 1-2 x 6-12 WDH 70-80% 1 RM • Übungsanzahl -40% • PO • Hypokal. oder Isokal.	• Entleerung des Muskelglykogens • Verletzungsprävention • Verbrauch des Muskelglykogens minimieren • Perfektionieren der Posen • Muskelglykogen erhöhen • Regenerationsförderung • Form halten oder verbessern ohne zusätzlich Muskulatur zu verlieren
	11.05.2019	• kein Training mehr • PO • FR • Kohlenhydratzufuhr erhöhen	• **Gewinnen**
	Ab 12.05.2019	• **1. Wettkampf: Internationaler großer Preis von Hessen DBFV** • MA Erhaltungstraining 4 x / W 45 min • 60 % der Übungsanzahl • Rekomp 1-2x / W 30 min	• Form halten oder verbessern ohne zusätzlich Muskulatur zu verlieren
	Ab 20.05.2019 PW2	• Hypokal. oder Isokal.	• S.o.

	Ab 23.05.2019 **25.05.2019**	• 2. PW analog zur ersten	• S.o. • **Gewinnen**
		• Kein Training mehr • **2. Wettkampf: Int. deutsche Meisterschaft für Hessen DBFV**	
Regenerationsphase	26.05.2019 – 31.05.2019 Woche 34	• Rekomp 3x / W 30 min • DD+FR • Physikalische Maßnahmen • Urlaub empfohlen	• Regenerationsförderung • Entspannen und Detonisieren der Muskulatur und des ZNS • Psychische Entspannung • Metabolischen und Psychischen Distress vermeiden
Nachwettkampfphase / Aufbautraining	Mesozyklus 9: 01.06.2019 – 23.06.2019 Woche 35-37	• Leistungsdiagnostik ab 31.05.2019 • MA 4x / W 60 min • Übungsanzahl 100% des Ausgangswertes • DD+FR • Hyperkal.	• Anknüpfen an Trainingsleistungen vor der Diät als Ziel • Langsame Wiedergewöhnung an das Training • Anknüpfen an Trainingsleistungen vor der Diät
Progressionsschema	Woche 35 Woche 36 Woche 37	• Je Übung 2x12 WDH ca. 70% 1RM • Je Übung 3x10 WDH ca. 75% 1RM • Je Übung 4x8 WDH ca. 80 % 1RM	• Keine übermäßige Anhäufung von Körperfett, um eine kurze direkte Wettkampfvorbereitung zugunsten von längerer Aufbauphase erreichen zu können. • Fokussierung auf das Krafttraining als wichtigste Hauptbeanspruchungsform
Kraftphase	Mesozyklus 10: 24.06.2019 – 21.07.2019 Woche 38-41	• Leistungsdiagnostik • IK MÜ ,MA IÜ • 4x / W 90 min. • GA1 2x / W 30 min. , Rekomp 1 x / W 30 min • DD + FR • Hyperkal. • Progressive Erhöhung der Trainingslast im Maximalbereich	• Anpassungen in der Trainingsplanung anhand des aktuellen Trainingsstandes • Training der intramuskulären Koordination • Zugewinn von Muskelmasse • Bestmögliche Ausgangslage für die Wettkampfvorbereitungen der Herbstsaison in Bezug auf Muskelmasse und Kraftleistungen schaffen
Progressionsschema	Woche 38 Woche 39	• 2x6 WDH MÜ ca.85% 1RM; 3x10-15 IÜ ca. 70% 1RM	• Erreichen neuer Trainingsbestleistungen • Mentale Vorbereitung auf die Wettkampfvorbereitungen

	Woche 40 Woche 41	• 3x5 WDH MÜ ca. 85-90% 1 RM; ,3x10-15 IÜ ca. 70% 1 RM • 4x4 WDH MÜ ca. 90% 1RM; ,3x10-15 IÜ ca. 70% 1 RM • 5x3 WDH MÜ ca.95 % 1 RM; 3x10-15 IÜ ca. 70% 1 RM	
Vorwettkampfphase **Regressionsschema**	Mesozyklus 11+12: 22.07.2019 – 15.09.2019 Woche 42-46 Beginn des Taperings Woche 46 Woche 47 Woche 48 Woche 49	• Hypokal. (-1000 Kcal / Tag) • MA, Erhaltungstraining 5 x / W 60-75 min • PO • DD +FR • GA1 3x / W 30min • Je Übung 3-4 x 6-WDH 70-80% 1 RM • Übungsanzahl - 20% MA 4x/ W, Beibehaltung GA1, DD+FR • Beibehaltung Intensität und Frequenz • Übungsanzahl –30 % • Sätze je Übung -1 • Sätze je Übung -2	• Bestmöglicher Muskelerhalt • Reduktion des Fettgewebes • Erhöhung des Energieumsatzes • Auffrischen der Posen • Aufrechterhalten der Intensität bei Reduktion des Trainingsumfangs • Verbesserung des Muskelgefühls und neuronaler Ansteuerung
Wettkampfphase 2	Ab 16.09.2019 PW Ab 19.09.2019 21.09.2019	• GA1 3x / W je 30 min (Mo-Mi) • MA Erhaltungstraining 3 x / W 45 min (Mo-Mi) • Je Übung 1-2 x 6-12 WDH 70-80% 1 RM • Trainingsumfang (Anzahl der Übungen auf ca. 60 % Reduzieren) • PO • Hypokal. Oder Isokal. • kein Training mehr • PO • FR • Kohlenhydratzufuhr erhöhen • **1. Wettkampf: Deutsche**	• Entleerung des Muskelglykogens • Glykogenverbrauch minimieren • Regeneration fördern • Muskelglykogen erhöhen • Posing perfektionieren • **Gewinnen** • Muskelerhalt

	Ab 22.09.2019	**Meisterschaft GNBF**	• Form halten oder verbessern • Psychische und Physische Überlastung vermeiden
		• MA Erhaltungstraining 4 x / W 45 min • 60 % der Übungsanzahl, JE Übung 1-2x 6-12 WDH 70-80% 1RM • Rekomp 1-2x / W 30 min	
	Ab 30.09.2019: PW 2	• Hypokal. oder Isokal. • PO	
	Ab 3.10.2019	• FR	
	05.10.2019	• 2. PW analog zur ersten	• **Gewinnen**
	Ab 6.10.2019	• Kein Training mehr	• Formerhalt
		• **2. Wettkampf: Arnold Classic Amateur**	
		• MA Erhaltungstraining 4 x / W 45 min JE Übung 1-2x 6-12 WDH 70-80% 1 RM	• S.o.
	Ab 14.10.2019: PW 3	• 60 % der Übungsanzahl • Rekomp 1-2x / W 30 min	• S.o.
	Ab 17.10.2019	• Hypokal. Oder Isokal.	• Empfundene Belastung reduzieren • Regeneration fördern
	19.10.2019	• 3. PW anlog zu den ersten beiden	• **Gewinnen**
		• Kein Training mehr • PO • FR	
		• **3. Wettkampf: Natural Olympia PNBA**	

Literaturverzeichnis

Apró, William; Wang, Li; Pontén, Marjan; Blomstrand, Eva; Sahlin, Kent (2013): Resistance exercise induced mTORC1 signaling is not impaired by subsequent endurance exercise in human skeletal muscle. In: *American journal of physiology. Endocrinology and metabolism* 305 (1), E22-32. DOI: 10.1152/ajpendo.00091.2013.

Aumüller, Gerhard; Aust, Gabriela; Engele, Jürgen; Kirsch, Joachim; Maio, Giovanni; Mayerhofer, Artur et al. (2017): Anatomie. Duale Reihe. 4., aktualisierte Auflage. Stuttgart, New York, Delhi: Georg Thieme Verlag (Thieme Electronic Book Library). Online verfügbar unter http://dx.doi.org/10.1055/b-005-143674.

Balon, T. W.; Horowitz, J. F.; Fitzsimmons, K. M. (1992): Effects of carbohydrate loading and weight-lifting on muscle girth. In: *International journal of sport nutrition* 2 (4), S. 328–334.

Behm, David G.; Chaouachi, Anis (2011): A review of the acute effects of static and dynamic stretching on performance. In: *European journal of applied physiology* 111 (11), S. 2633–2651. DOI: 10.1007/s00421-011-1879-2.

Bosquet, Laurent; Montpetit, Jonathan; Arvisais, Denis; Mujika, Iñigo (2007): Effects of tapering on performance: a meta-analysis. In: *Medicine and science in sports and exercise* 39 (8), S. 1358–1365. DOI: 10.1249/mss.0b013e31806010e0.

Breitenstein, Berend (2018): Wettkampfreglement GNBF. GNBF. Online verfügbar unter https://www.gnbf.net/termine/nationale-meisterschaften/, zuletzt geprüft am 23.10.2018.

Brzycki, Matt (1995): A Practical approach to strenght training. 3rd ed. Lincolnwood, Ill.: Masters Press.

Buskies, Boeckh-Behrens (1999): Probleme bei der Steuerung der Trainingsintensität im Krafttraining auf der Basis von Maximalkrafttests. In: *LEISTUNGSSPORT* (3), S. 4–8.

Cheatham, Scott W.; Kolber, Morey J.; Cain, Matt; Lee, Matt (2015): THE EFFECTS OF SELF-MYOFASCIAL RELEASE USING A FOAM ROLL OR ROLLER MASSAGER ON JOINT RANGE OF MOTION, MUSCLE RECOVERY, AND PERFORMANCE: A SYSTEMATIC REVIEW. In: *International Journal of Sports Physical Therapy* 10 (6), S. 827–838.

DBFV e.V. (2015): Wettkampfregeln DBFV / IFBB. Hg. v. DBFV e.V. Online verfügbar unter https://dbfv.de/pflichtposen-maenner/, zuletzt geprüft am 23.10.2018.

Freiwald, Jürgen; Greiwing, Andreas (2016): Optimales Krafttraining. Sport - Rehabilitation - Prävention. Balingen: Spitta Verlag GmbH & Co. KG.

Friedrich, Wolfgang (2013): Optimales Sportwissen. Grundlagen der Sporttheorie und Sportpraxis. 2., vollst. überarb. und erw. Aufl., Nachdr. Balingen: Spitta-Verl.

Fröhlich et al. (2009): Outcome-Effekte verschiedener Periodisierungsmodelle im Krafttraining. In: *DEUTSCHE ZEITSCHRIFT FÜR SPORTMEDIZIN* 60 (10), S. 307–314.

Fry, Andrew C. (2004): The role of resistance exercise intensity on muscle fibre adaptations. In: *Sports medicine (Auckland, N.Z.)* 34 (10), S. 663–679.

Gottlob, Axel (2013): Differenziertes Krafttraining. Mit Schwerpunkt Wirbelsäule. 4., komplett überarbeitete Auflage. München: Elsevier Urban & Fischer.

Güllich, Schmidtbleicher (1999): structure of motor strenght and the training methods. In: *DEUTSCHE ZEITSCHRIFT FÜR SPORTMEDIZIN* 50 (7+8), S. 223–234, zuletzt geprüft am 23.10.2018.

Häkkinen, K.; Pakarinen, A.; Alén, M.; Kauhanen, H.; Komi, P. V. (1987): Relationships between training volume, physical performance capacity, and serum hormone concentrations during prolonged training in elite weight lifters. In: *International journal of sports medicine* 8 Suppl 1, S. 61–65.

Helms, E. R.; Fitschen, P. J.; Aragon, A. A.; Cronin, J.; Schoenfeld, B. J. (2015): Recommendations for natural bodybuilding contest preparation: resistance and cardiovascular training. In: *The Journal of sports medicine and physical fitness* 55 (3), S. 164–178.

Heyward.; Sandoval; Colville: Anthropometric, Body Composition and Nutritional Profiles of Bodybuilders During Training. In: *Journal of strength and conditioning research* 1989 (3).

Issurin, V. (2008): Block periodization versus traditional training theory: a review. In: *The Journal of sports medicine and physical fitness* 48 (1), S. 65–75.

Janda, Vladimír (Hg.) (2007): Manuelle Muskelfunktionsdiagnostik. 4., überarb. und erw. Aufl., [Nachdr.]. München: Elsevier Urban & Fischer.

Kelley, G. (1996): Mechanical overload and skeletal muscle fiber hyperplasia: a meta-analysis. In: *Journal of applied physiology (Bethesda, Md. : 1985)* 81 (4), S. 1584–1588. DOI: 10.1152/jappl.1996.81.4.1584.

Kraemer, W. J.; Gordon, S. E.; Fleck, S. J.; Marchitelli, L. J.; Mello, R.; Dziados, J. E. et al. (1991): Endogenous anabolic hormonal and growth factor responses to heavy resistance exercise in males and females. In: *International journal of sports medicine* 12 (2), S. 228–235. DOI: 10.1055/s-2007-1024673.

Kraemer, William J.; Adams, Kent; Cafarelli, Enzo; Dudley, Gary A.; Dooly, Cathryn; Feigenbaum, Matthew S. et al. (2002): American College of Sports

Medicine position stand. Progression models in resistance training for healthy adults. In: *Medicine and science in sports and exercise* 34 (2), S. 364–380.

Kraemer, William J.; Ratamess, Nicholas A. (2004): Fundamentals of resistance training: progression and exercise prescription. In: *Medicine and science in sports and exercise* 36 (4), S. 674–688.

Kyle, Ursula G.; Bosaeus, Ingvar; Lorenzo, Antonio D. de; Deurenberg, Paul; Elia, Marinos; Gómez, José Manuel et al. (2004): Bioelectrical impedance analysis--part I: review of principles and methods. In: *Clinical nutrition (Edinburgh, Scotland)* 23 (5), S. 1226–1243. DOI: 10.1016/j.clnu.2004.06.004.

Liokaftos, Dimitrios (2018): Defining and defending drug-free bodybuilding: A current perspective from organisations and their key figures. In: *The International journal on drug policy* 60, S. 47–55. DOI: 10.1016/j.drugpo.2018.07.012.

Mäestu, Jarek; Eliakim, Alon; Jürimäe, Jaak; Valter, Ivo; Jürimäe, Toivo (2010): Anabolic and catabolic hormones and energy balance of the male bodybuilders during the preparation for the competition. In: *Journal of strength and conditioning research* 24 (4), S. 1074–1081. DOI: 10.1519/JSC.0b013e3181cb6fd3.

Mayhew, J. L.; Piper, F. C.; Ware, J. S. (1993): Anthropometric correlates with strength performance among resistance trained athletes. In: *The Journal of sports medicine and physical fitness* 33 (2), S. 159–165.

Mitchell, Lachlan; Slater, Gary; Hackett, Daniel; Johnson, Nathan; O'connor, Helen (2018): Physiological implications of preparing for a natural male bodybuilding competition. In: *European journal of sport science* 18 (5), S. 619–629. DOI: 10.1080/17461391.2018.1444095.

Pinto, Ronei S.; Gomes, Naiara; Radaelli, Régis; Botton, Cíntia E.; Brown, Lee E.; Bottaro, Martim (2012): Effect of range of motion on muscle strength and thickness. In: *Journal of strength and conditioning research* 26 (8), S. 2140–2145. DOI: 10.1519/JSC.0b013e31823a3b15.

Ralston, Grant W.; Kilgore, Lon; Wyatt, Frank B.; Baker, Julien S. (2017): The Effect of Weekly Set Volume on Strength Gain: A Meta-Analysis. In: *Sports medicine (Auckland, N.Z.)* 47 (12), S. 2585–2601. DOI: 10.1007/s40279-017-0762-7.

Roedde, S.; MacDougall, J. D.; Sutton, J. R.; Green, H. J. (1986): Supercompensation of muscle glycogen in trained and untrained subjects. In: *Canadian journal of applied sport sciences. Journal canadien des sciences appliquees au sport* 11 (1), S. 42–46.

Schroeder, Allison N.; Best, Thomas M. (2015): Is self myofascial release an effective preexercise and recovery strategy? A literature review. In: *Current*

sports medicine reports 14 (3), S. 200–208. DOI:
10.1249/JSR.0000000000000148.

Tammam, A. (2014): Comparison between Daily and Weekly Undulating
Periodized Resistance Training to Increase Muscular Strength for Volleyball
Players. In: *Theories and Application, The International Edition* 4.

Taylor, Janet L.; Gandevia, Simon C. (2008): A comparison of central aspects
of fatigue in submaximal and maximal voluntary contractions. In: *Journal of
applied physiology (Bethesda, Md. : 1985)* 104 (2), S. 542–550. DOI:
10.1152/japplphysiol.01053.2007.

Tomasits, Josef; Haber, Paul (2011): Leistungsphysiologie. Grundlagen für
Trainer, Physiotherapeuten und Masseure. 4., neu bearbeitete Auflage.
Vienna: Springer-Verlag Vienna. Online verfügbar unter
http://dx.doi.org/10.1007/978-3-7091-0437-8.

Willardson, Jeffrey M. (2007): The application of training to failure in periodized
multiple-set resistance exercise programs. In: *Journal of strength and
conditioning research* 21 (2), S. 628–631. DOI: 10.1519/R-20426.1.

Zaciorskij, Vladimir M.; Kraemer, William J. (2008): Krafttraining. Praxis und
Wissenschaft. 3., überarb. und erg. Aufl. Aachen: Meyer & Meyer.

BEI GRIN MACHT SICH IHR
WISSEN BEZAHLT

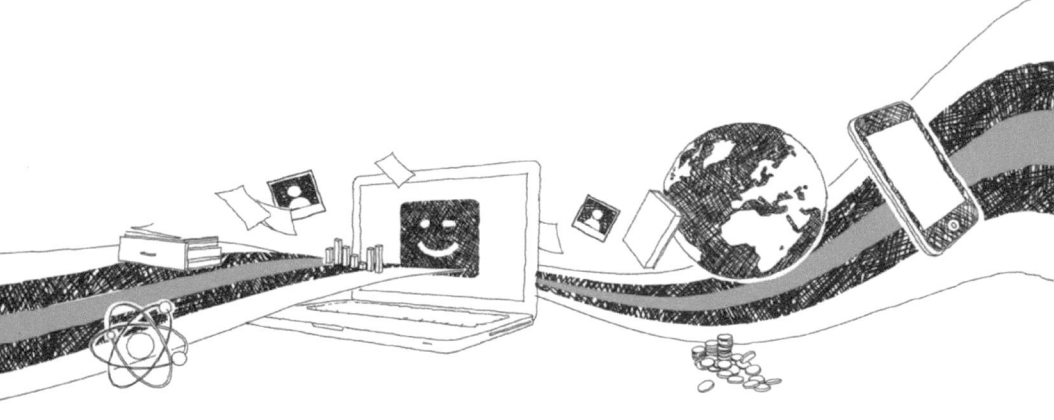

- Wir veröffentlichen Ihre Hausarbeit,
  Bachelor- und Masterarbeit

- Ihr eigenes eBook und Buch -
  weltweit in allen wichtigen Shops

- Verdienen Sie an jedem Verkauf

Jetzt bei www.GRIN.com hochladen
und kostenlos publizieren

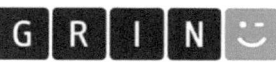